FELICIDADE INEGOCIÁVEL
E OUTRAS RIMAS

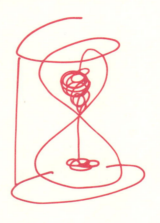

THALITA REBOUÇAS

FELICIDADE INEGOCIÁVEL
E OUTRAS RIMAS

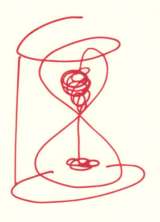

THALITA REBOUÇAS

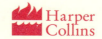

Rio de Janeiro, 2024

Copyright © 2024 por Thalita Rebouças.
Todos os direitos desta publicação são reservados à Casa dos
Livros Editora LTDA.
Nenhuma parte desta obra pode ser apropriada e estocada em sistema de banco
de dados ou processo similar, em qualquer forma ou meio, seja eletrônico, de
fotocópia, gravação etc., sem a permissão dos detentores do copyright.

Publisher: Samuel Coto
Editora-executiva: Alice Mello
Editora: Paula Carvalho
Assistente editorial: Lui Navarro
Estagiária editorial: Lívia Senatori
Preparação: Angélica Andrade
Revisão: Juliana da Costa
Projeto gráfico e capa: Tulio Cerquize
Diagramação: Juliana Ida
Ilustrações: Tulio Cerquize
Foto da autora: Edu Rodrigues

Dados Internacionais de Catalogação na Publicação (CIP)
(Câmara Brasileira do livro, SP, Brasil)

Rebouças, Thalita
    Felicidade inegociável e outras rimas / Thalita Rebouças. -- Rio de Janeiro: HarperCollins Brasil, 2024.

    ISBN 978-65-6005-156-0

    1. Poesia brasileira I. Título

23-187880   CDD-B869.1

Índices para catálogo sistemático:
1. Poesia : Literatura brasileira B869.1
Eliane de Freitas Leite - Bibliotecária - CRB 8/8415

Os pontos de vista desta obra são de responsabilidade de seu autor, não refletindo necessariamente a posição da HarperCollins Brasil, da HarperCollins Publishers ou de sua equipe editorial.

Rua da Quitanda, 86, sala 601A – Centro
Rio de Janeiro, RJ – CEP 20091-005
Tel.: (21) 3175-1030
www.harpercollins.com.br

Para Alê, com amor

Tava de bob em casa
E a minha agente ligou
Era uma coisa bem boa
Que ela queria me propor
"Quer narrar um texto novo seu?"
"Posso fazer poesia e mostrar um outro eu?"
"Olha, adorei, escreve e me manda"
Foi aí que meu sangue ferveu
E eu que não sou de rima não conseguia parar
Era um novo começo, tão lindo brincar
Mas a brincadeira tomou proporção
Todo mundo gostando, sobretudo meu coração
Sei lá se era poesia ou crônica rimada
Parecia autobiografia
E não tava uma cagada
Na verdade, tava bom
Tava sincero, tava no tom
Sigo rimando, será um dom?
Eita, me deu até um frisson!
Sou eu sem filtro, sem ficção
De peito aberto: é esta aqui que eu sou
Uma nova fase? Não, não
É só mais uma Thalita
A menina sonhadora
Que queria viver da escrita

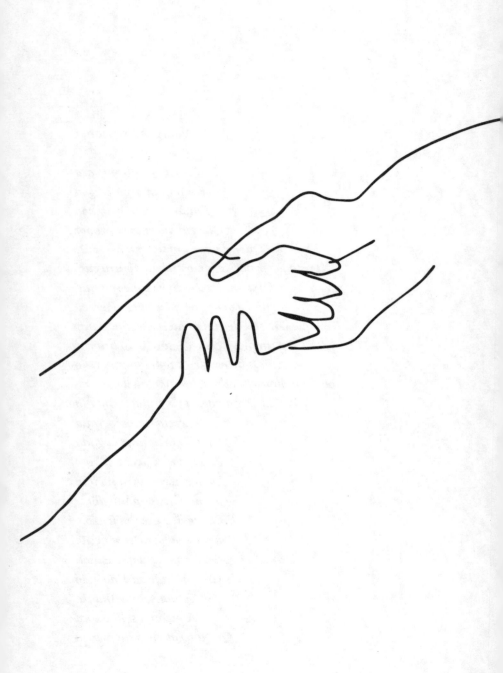

Essas rimas são a coisa mais louca da minha vida. Vieram do nada, com vontade e inspiração, tesão e confusão. Quanto mais eu fazia, mais eu gostava, quanto mais eu me ouvia, mais me ajudava.

E o melhor de tudo é me conectar com outras mulheres que estão passando pelos mesmos problemas que eu, os mesmos medos, as mesmas inseguranças... Amigas que estão sempre por perto acabaram me inspirando numa simples conversa, num *happy hour* regado a vinho, num almoço qualquer. O poema a seguir nasceu de uma conversa sobre como lidar com o medo na maturidade, quando, mesmo com toda a sabedoria e a inteligência emocional que o tempo traz, a gente cisma em acreditar que o errado é o certo.

RIMINHA

Vê bem o que cê vai fazer
Você tá velha pra mudar
Era o que dizia minha cabeça
Mas eu precisava tentar

Resolvi chamar de riminha
Coisa bem pequenininha
Olha que odeio diminutivo
Era insegurança o que eu tinha

Eu me botava pra baixo
Era o meu maior algoz
Tudo o que eu queria
Era calar minha própria voz

Ah, ninguém vai gostar
A vergonha que eu vou passar
Era um medo tão gigante
De me arrepender, de sair do lugar

Um dia virei a chave de vez
Eu não queria desistir
É bobagem? É poesia?
Quer saber? Tô nem aí!

Tenha isso o nome que for
Faz bem pra mim e pra muita gente
E de forma despretensiosa
Tem ajudado, curiosamente

Olha que eu nunca pensei
E muito menos planejei
Falar com um novo público
Redigir minha própria lei

Tudo bem ser feliz num instante
E no outro chorar igual a um bebê
A única coisa que não pode
É deixar sua mente enganar você

VELHO NÃO É XINGAMENTO

Velho não é xingamento
De onde saiu essa loucura?
Nunca que envelhecer
É uma espécie de tortura

Postei foto de shortinho
Jeans detonado, bem bonitinho
Foram tantos sua velha, que eu mal pude acreditar
Que a minha plenitude é capaz de incomodar

Velho não é xingamento
Nem preto, nem gordo, nem gay
E eu sinceramente lamento
Esse comportamento, cansei

Deixa minhas rugas em paz
Eu sou bem felizona com elas
E já não me importa mais
O que os outros acham é balela

Porque número é uma bobagem
É só uma coisa que inventaram
O negócio é seguir vivendo
E não só servir de paisagem

A maturidade é tão bonita
Tão sábia e tão maneira
Sou muito mais a Thalita de hoje
Do que a do início da carreira

Amo cada pedaço de mim
E me acho bem delicinha
Maior orgulho de ser
Essa fofa e jovem senhorinha

MADRASTA

Dois meninos na minha vida
Um de quinze, outro de cinco
E não é que eu, não-mãe decidida
Me vi cuidando com muito afinco?

Eu, que nunca quis
Ganhei logo dois guris
Paixões do meu grande amor
Um é Lucas, e o outro Vítor

De repente, virei madrasta
E gostei de brincar disso
Mas só brincar não basta
Eu tenho mesmo é um compromisso

De dar carinho e respeito
Colo, bronca e conselho
E vou tentando, do meu jeito
Ser pra eles um bom espelho

Uma amiga que tá lá pra somar
Pra fazer parte do time
Eles podem confiar
É parceria, é amor sublime

O pai, a mãe e eu
Que bonito esse fechamento
Agradeço tanto a Deus
Por viver esse momento

Que eu não quero que acabe
Que eu sei que não vai acabar
Porque mesmo que eu me separe
Eles são pra sempre, não vá duvidar

Eu tô aqui pra alegria e pra tristeza
Tô aqui pro que der e vier
Pra viver a infinita beleza
De ser a família que a gente é

Agradeço a vocês dois
Por me fazerem tão bem
E desculpa qualquer coisa
Sei que erro, mas acerto também

ADOLESCENTE

Ele gosta de mim de graça
Desde o comecinho
E lê tanto as minhas histórias
Ele, um livro e um travesseirinho

Não é adulto nem criança
Pra mim é o melhor tipo de gente
Os pais dizem: essa fase cansa
Mas me fascina o adolescente

Eles são do papo reto
E se acham donos da razão
Mas juro que não fico brava
O que gosto neles é o coração

É tão puro e não contaminado
Indo do verde pro maduro
Entre espinhas e tá ligado?
Eles crescem, e crescer é duro

Adolescente é festa e é timidez
Também é dúvida e insegurança
Não raro um poço de insensatez
Que chora, grita e depois dança

Intenso e cheio de marra
Não lida lá muito bem com o não
E, se for rebelde, te vira a cara
Assim, no meio da discussão

É viciado em celular
A comunicação é meio diferente
Vai ter problema na cervical
Ah, vai. Fatalmente...

Quando ele cresce, segue comigo
E se emociona ao me encontrar na rua
Diz que sentia ser meu amigo
Me agradece, me leva pra lua

Eu devo tanto a eles
Que nem sei como agradecer
Um poeminha é muito pouco
Pra quem me fez compreender

Que se agarrar no sonho é bom
Não é ingenuidade
É, gosto deles por isso
Porque eles são de verdade

SEM FILTRO

Por que é tão bonito
Um rosto muito maquiado?
De onde surgiu isso?
É uma espécie de tratado?

Vejo as novinhas tão produzidas
Com todo aquele reboco
Eu preciso de muitas vidas
Eu preciso nascer de novo

Quando o natural virou feio?
Quando venceu o artificial?
Não vou ficar de rodeio
Isso é coisa de rede social

Lá que só o belo tem *like*
É *strike* atrás de *strike*
Autoestima em profusão
Fazendo dos *posts* coração

Eu cá prefiro a vida real
Onde o importante é fazer a diferença
É dar duro e tomar uma cervejinha
De onda em onda ou na marolinha

Eu só quero que o futuro
Seja leve e natural
Que não seja tão cascudo
E não me cause tanto mal

A gente só aparece com filtro
Nas redes sociais
É como se fosse um mico
Cara lavada e nada mais

Viver de filtro é tão cruel
Deixa a gente ainda mais exigente
Prefere tacar um véu
A mostrar a cara de frente

Não liga pro que vão falar!
O povo fala de qualquer maneira
O importante é você se gostar
E jogar os *haters* na lixeira

Vou lançar uma *hashtag*
Eu sou linda de qualquer jeito
A gente tá aqui pra ser leve
E você sabe, ninguém é perfeito

Não é pra deixar de usar
É de vez em quando se permitir
Não é pra ser radical
Mas é pra você se curtir

Acho que é tanta cobrança
Que vai ser bom se libertar
Exibir feliz sua pança
Dizendo: Ah, como é bom me amar!

TIKTOK

Saí de um concerto em Praga
Sem conseguir parar de pensar
Se Mozart ainda estivesse vivo
Como é que ele iria encarar?

Sua obra viralizando
A Sonata em Lá Maior
Com adolescentes sensualizando
Em coreografias de dar dó

Ainda não consigo entender
A graça de dançar pro mundo ver
Devo estar ficando velha
Mas como é bom envelhecer

Com doze eu dançava pro espelho
Eu comigo, sozinha no quarto
Hoje meu rosto fica vermelho
Com crianças rebolando, de quatro

Mais do que desconforto e vergonha
Morro mesmo é de preocupação
Pra onde anda a humanidade?
Pra que dançar com cara de tesão?

Mas não é só criança e adolescente
Nessa febre mundial
Tem todo tipo de gente
E a maioria dança mal

Quero alguém que me convença
Que o olho no olho já era
Quero que me digam
Que eu tô sendo muito severa

Que esse caminho é sem volta
E que eu preciso me adaptar
Com a profusão de cabeças pra baixo
Vendo o mundo pelo celular

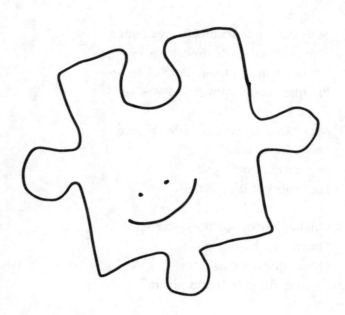

Não são só os amigos que inspiram quem escreve. Os amores que a gente vive também rendem umas linhas gostosas – tanto os do passado quanto o do presente. A próxima eu fiz para o meu marido, com quem tive um encontro muito mágico na maturidade, os dois cascudos, vindos de relacionamentos longos, e desinteressados pela paixão e pelo compromisso. Mas... a vida, essa danadinha, botou a gente frente a frente e aí...

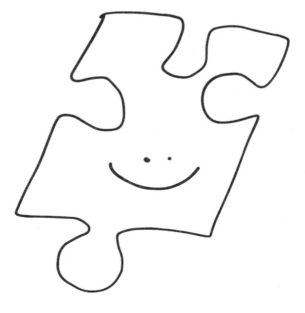

COISA BEM BOA

Ele chegou sem avisar
Quando eu tava distraída
Achei que ia ser só sexo
Mas era amor pra toda vida

Estava solteira e feliz
Quieta e em paz comigo
Superdona do meu nariz
Sendo meu próprio abrigo

Ele recém-separado
Meio de mal com o amor
E eu no meu quadrado
Fechada, sem me expor

Mas foi negócio de filme
Forte e arrebatador
Você quer casar comigo?
E a gente se casou

Mas vai morar junto já?
Olha lá, melhor esperar
Mulher, e se der tudo errado?
Aí eu volto pro meu lugar

Ele fala mandioca
Bergamota e cacetinho
Eu explico que é aipim
Tangerina e um pãozinho

Ele é lindo até dormindo
E ansioso demais
Adora me ver sorrindo
Assim é o meu rapaz

Um encontro especial
Não só uma enorme paixão
Eu nunca fui tão amada
Ele é rede, ele é meu chão

Ele super me incentiva
Leva até café na cama
Me faz sentir tão viva
Me protege, não reclama

Me chama de meu anjo
Coitadinho, um iludido
E o último pedaço
É sempre meu, ele tá perdido

Ele geme quando come
E ainda arrasa na cozinha
Esse é o meu amor
O meu Renato Caminha

A TAL DA FELICIDADE

Acho que eu tenho um contrato
Com a tal da felicidade
Devoro o mundo e me esbaldo
Sempre de boa, bem à vontade

Sou do vá do jeito que der
Mas nem pense em deixar de ir
Abrace o destino que quiser
Seja em Nova York ou Japeri

Se isso aqui é uma passagem
Que seja bem degustada
Se é uma inexplicável bobagem
Que, então, não seja aguada

Que com pimenta e manjericão
A vida te faça gemer
E com borogodó e açafrão
Seja fonte infinita de prazer

A vida é uma chance
De crescer, de realizar
A maestrina dela é você
Para com esse medo de brilhar

É pra rir e aprender
E depois rir de novo, mais e mais
O impossível pode acontecer
É só não olhar pra trás

A vida não é justa
O mundo não é perfeito
Cê tá cansada de saber
Então, anda, dá seu jeito

De ser feliz todo dia
Nem que seja só um pouquinho
Sim, é possível, confia
Dê a si mesma esse carinho

Se encante com as coisas pequenas
Pire com o cheiro do mato molhado
Admire suas amigas bem plenas
Vibre por elas a cada passo

Cê vai errar, mas acertar também
Vai cair e depois levantar
Nessa hora vai ver como é lindo
Ter gente do bem pra te apoiar

É felicidade que a gente quer perto
E que a gente tanto procura
Ela tá aí do seu lado, decerto
Não acreditar que é loucura

CARNAVAL PÓS-APOCALÍPTICO

Eu quero é perna de fora
E levar a axila pra passear
Sair de maiô e pochete agora
E não ter hora pra voltar

Eu quero confete e serpentina
Sambar no meio da rua
Com a alegria na retina
De quem vê o mar beijando a Lua

Eu quero ser feliz sem motivo
Eu quero brincar sem medo
Quero aquele suor festivo
Sem máscara e sem enredo

Dois anos sem carnaval
Que falta a folia faz
Eu cheguei a ficar mal
Sem um bloco pra ir atrás

Que saudade de cantar marchinha
Olhos fechados na aglomeração
De fazer amizade e dancinha
Com um bom e velho folião

Eu quero aquela energia
Inexplicável pra quem não é de Momo
É como pegar a Bahia
E levar na alma, sabe-se lá como

Eu quero ir pra avenida
Chorar com a minha Portela
E me arrepiar com a batida
Da união asfalto e favela

Sentar num bar fantasiada
E isso ser uma coisa normal
Um dia bailarina, no outro fada
Como não gostar de Carnaval?

Tem gente que acha profano
Pra mim tá mais pra sagrado
Poxa, é só uma vez por ano
E merece todo o meu gingado

MAQUIAGEM

La Roche, Vichy, Lancôme
Cês podem vir aqui rapidinho?
Vou nem falar meu nome
Só preciso de um minutinho

Por que só tem pele nova
Fazendo propaganda
De creme que quem aprova
É a mulher madura, que compra?

Pra correr atrás
Do colágeno perdido
Pra ficar mais em paz
Chamar o espelho de amigo

Mas aí só tem pele lisa
Falando em tirar ruga
Que coisa mais descabida
Isso é falta de compostura

Agora são outros tempos
Maturidade é o que faz sucesso
E a beleza vem de dentro
Vamos parar com esse retrocesso

Eu quero ver as mais velhas
Estrelando comerciais
Com rugas de verdade
Vai vender muito mais

Porque eu vou me reconhecer
E vou enfim acreditar
Que aquele bando de cremes
Vai realmente adiantar

Então, fica aqui meu apelo
Não vai ser difícil atender
Por favor, não tenham medo
Vai bombar, vocês vão ver

Porque já passou da hora
Porque tá feio assim
E a luta contra o etarismo
Ainda tá bem longe do fim

ME APAIXONEI POR UM VIBRADOR

Sentada na privada vendo
O TikTok e o Instagram
Era tanta vergonha alheia
Que só resolvi no divã

Era uma profusão de solteiros
Mas poucos com borogodó
Em contrapartida, mulheres
Lindas, inteligentes, deu dó

Solteira depois dos quarenta
A vida é uma interrogação
Será que ainda beijo gostoso?
Um dia volto a sentir tesão?

Eu tinha que ficar só comigo
Pra entender direito quem sou
Enquanto um novo amor não chegava
Me apaixonei por um vibrador

Moderno, de design arrojado
Ele me deixava feliz
Estar sozinha era incrível
Juro, de arrepiar os quadris

Só então eu percebi
Felicidade não é folhetim
É concreta e tava bem perto
Só me esperando, dentro de mim

O CAMINHO DO PRAZER

Sussurram vulva, clitóris
Por que baixar a voz?
Vagina, períneo, pentelho
Isso é papo pra todas nós

O corpo da gente é lindo
Lá embaixo, então, uma beleza
Se é belo, por que esconder?
Disfarçar, tratar com frieza

Se deseje com intensidade
Tenha tesão em você
Pegue de jeito sua idade
Seja seu próprio ponto G

Bota a vulva na mesa
Siga o caminho do prazer
Se ame sempre que puder
Isso só vai fazer bem pra você

VINHOZINHO

Acabou o som, mas tem o céu
Rosa, verde, cinza e azul
E você na sala de chapéu
Cantando uma música do Raul

Um vinhozinho na mão
O olhinho chega a fechar
Como é bom ter um salão
Que é todo seu, só pra dançar

Ih, caixinha sem bateria
Bota logo pra carregar
Só não entuba a alegria
Cê tá sozinha, vai se amar!

Aí você ri, canta e grita
E então nota a beleza da vida
De ser feliz com o banal
De fazer do autoamor um ritual

De se atrever e se permitir
De se adorar sem nenhum pudor
De se olhar no espelho e sorrir
Está ali a mais bela flor

Flor que merece ser amada
Cultivada e respeitada
Primeiro por você
É inegociável essa parada

A solidão às vezes é foda
E tudo bem às vezes doer
Mas na minha opinião
Ela serve mesmo é pra aprender

Que a dor é inevitável
E o sofrimento, opcional
Que a maturidade é sábia
E que isso não sai no jornal

Seja sua melhor amiga
Se dê muito carinho e amor
Perca o freio e o juízo
Só não perca o brilho e a cor

Orgulhe-se dos seus passos
E da sua trajetória
Não deixe pra amanhã
Escreva hoje a sua história

Seja leve no cair
E também no levantar
Você sabe que vai rir e
Até gostar de chorar

Pense em você, em mais ninguém
De vez em quando, se faça esse bem
Ignore a vida alheia e olhe pra dentro
Pro que você tem

O improviso é desejado
O inédito, delicioso
Do viver, trate com cuidado
Ele é divino, é maravilhoso

É, NÃO SOU MÃE

Eu nunca quis ter filho e me culpei
Um dia, apaixonada, até pensei
Mas logo desisti, por que não sei

Eu era tão menina e a pressão
Vinha de todo lado, uma aflição
E eu era tão feliz, de coração

Mas como ser feliz se não pari
Como ser feliz se eu não senti
Amor por um bebê que caga e ri

Você é uma egoísta, pode crer
Quem vai cuidar de ti ao envelhecer?
Como é que você vai se conhecer?

Mulher não é mulher sem procriar
E, pensa bem, o tempo vai passar
Depois você só vai se arrepender
E aí como é que você vai fazer?

Só cobrança, e a minha alma exposta
Eu sem palavras, eu sem resposta
Que maternidade é essa imposta?
A sociedade é mesmo uma bosta

O ser humano sabe ser cruel
Mas sou eu que pago meu aluguel
Não quero entrar nesse carrossel
Quero só respeito, meu Deus do céu

Entendi que não tenho vocação
Pra educar, cuidar, pra abrir mão
Pra não dormir, não sair, pra dizer não
Eu sou não-mãe feliz, por opção

Tenham vergonha de tanto julgar
Quem ousa ser feliz sem desejar
Um filho, uma filha, ou mesmo um altar

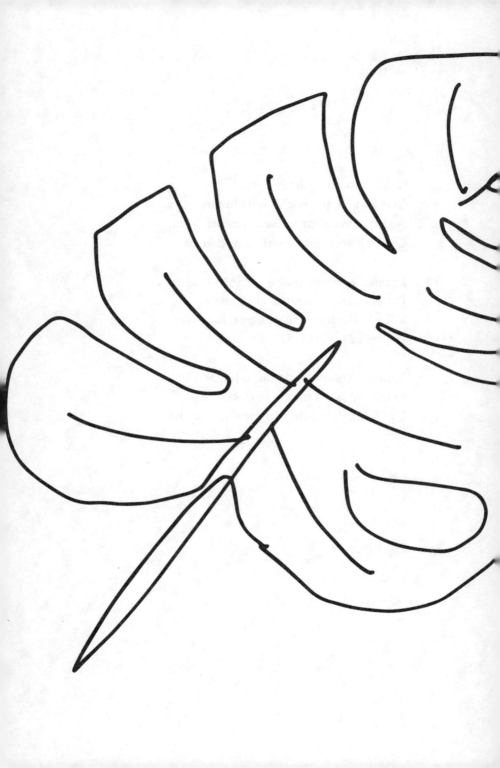

Decidi não ter filhos quando tinha vinte e nove anos. O tal do retorno de Saturno me fez pensar e repensar muitas coisas, parir foi uma delas. Eu era casada e feliz. "Agora só falta o bebê", "Família tem que ter pelo menos três", "Tem logo, boba. Se pensar muito, não tem". Talvez tenha sido exatamente essa última a frase-gatilho, que me fez questionar profundamente: por que eu PRECISO ter filho? Eu preciso ter filho? Eu QUERO ter filho? Não. Não. E não. Apesar das cobranças por todos os lados, consegui bancar minha escolha e não sucumbi à pressão.

Não quis ter filhos muito por não ter vocação para educar, embora, ironicamente, eu tenha ajudado a educar muitos adolescentes por aí, durante meus mais de vinte anos escrevendo para o público infantojuvenil. Pelo menos é o que mais escuto em tardes de autógrafos: "Cresci com você!". Morro de amor.

Hoje, muitas leitoras que estão com vinte cinco, trinta anos, me agradecem por falar de não-maternidade e maternidade compulsória. Que mais mulheres falem, que mais mulheres tirem outras da culpa e da pressão descabida da sociedade.

BABÁ

Que maravilha de babá
É o telefone celular
É botar na mão da criança
Que o pai enfim descansa

Não só o pai, a mãe também
Com o filho entretido
Que eles ficam bem

Mas estão num restaurante
Tem gente ali do lado
Só que é tudo figurante
Porque tem que ficar calado

A ausência de um fone
Isso aí é culpa dos pais
Que não ligam nem um pouco
De incomodar os demais

Que baita falta de empatia
E também de educação
Mas aí se você chia
Vira logo o grande vilão

Pai e mãe têm que estar lá
Dando limite, sendo exemplo
Não basta só amar
E educar requer tempo

Sei que vai ter gente mordida
Com essa minha reclamação
Por cutucar uma ferida
Por forçar uma reflexão

Só queria pedir aos pais
Um pouquinho de respeito
Por quem tá ali atrás
Comendo todo sem jeito

No âmbito familiar
Até acho OK o celular
Mas se você decidir sair
Leve o fone pro lugar!

Perdão se magoei alguém
Às vezes eu falo o que penso
Porque acho que a solução
É só um pouco de bom senso

MEDO

Segura na mão do medo e vai
Agarrada nele, noite e dia
Ele não te larga, então abstrai
Faz amizade, vê o que sai

Sem medo não tem poesia
Sem medo fica cinza, e você é arco-íris
Sem medo fica morno, e você fervilha
Sem medo fica escuro, e você irradia

Medo de errar, de decepcionar
Medo de pirar, de se frustrar
A verdade é que sem medo
Ninguém muda nada de lugar

Frio na barriga, taquicardia
O fracasso já é certeza
Mão suada, boca seca:
Mas é no não saber que se esconde a beleza

Você já se perguntou
Como seria a vida sem medo?
Uma calmaria apática, sem dor
É sem sentido esse enredo

O negócio é torcer pra dar certo
Rezar, mandingar, ir no mar
Mas sempre com o medo por perto
Porque é com ele que você vai voar

TERAPIA

Faça terapia
Não, isso é coisa de rico
Magina, tem pra todos os bolsos
Tá, é que eu não acredito

Terapeuta não é Papai Noel
Não é pra acreditar
É pra se conhecer
E ter coragem de falar

Tem que ter peito pra se ouvir
Pra se despir, pra se abrir
Pra se encarar, pra se transformar
Pra crescer, pra se chacoalhar

Ah, mas eu pego onda
E isso pra mim já é terapia
Nem pensar, isso é relaxar
Não se muda da noite pro dia

Ah, mas não tenho problema
E minha cabeça é maravilhosa
Por isso eu fiz esse poema
Porque a vida não é cor-de-rosa

Terapia é autocuidado
Autoamor, se deixar ser intenso
Terapia é pra todo mundo
E ainda desenvolve o bom senso

Então se dê esse presente
Vá logo se analisar
Quem convive com você
Pode crer, vai adorar

E você vai se amar muito mais
Se aceitar do jeito que é
Aproveitar o que a idade traz
Tranquilidade é o que a gente quer

O POVO FALA

Ah, essa dona internet
É tanta gente sem noção
Que joga uma frase de efeito
Sobre autoestima ou qualquer chavão

E aí são várias curtidas
Em algo tão superficial
Afinal, as dores da vida
Não cabem na rede social

Cê tá superendividada
Tá sofrendo de verdade
Mesmo assim o que você quer
É mostrar outra realidade

Que tal viver o presente
E ignorar um pouco a tela?
Dá um refresco pra sua mente
A vida não é uma novela

Ninguém precisa acompanhar
Nem saber tudo o que você faz
Lembre que a maturidade
É a celebração da paz

Então, seja feliz sem filtro
E sem preocupação
O seu único compromisso
É com sua realização

Já disse, o povo fala
Não importa o que você faça
Então, viva o aqui e agora
E, *peloamor*, vai pegar uma taça

Faça um brinde a você
E se abrace com muito amor
Ninguém precisa saber
Se é guaraná ou Veuve Clicquot

DIZEM OS ESPANHÓIS

Abre los ojos
Dizem os espanhóis
Incha a pupila
Desfaz os nós

É difícil pra cacete,
É sim, eu sei
Mas é sobre você
É como um tipo de lei

Você perde o sono
Você perde o sossego
Você tenta relevar
E só adia o desapego

E finge que não vê
Faz que nem é com você
E empurra com a barriga
Sabe-se lá por quê

E se agarra com vontade
Numa coisa bem ruim
Acredita ser verdade
Que ela vai até o fim

Muda, quebra tudo
Gira 180 graus
Começa tudo de novo
O seu time não é dos maus

Cê vai só se fazer um carinho
E se sentir aliviada
Orgulhosa de si mesma
Enfim desacorrentada

E vai subir um respiro
E te fazer tão, mas tão bem
É lindo sair da cegueira
É imenso o poder que isso tem

De te tornar mais leve
De abrir novos horizontes
Pode ser só um até breve
Mas também um novo desponte

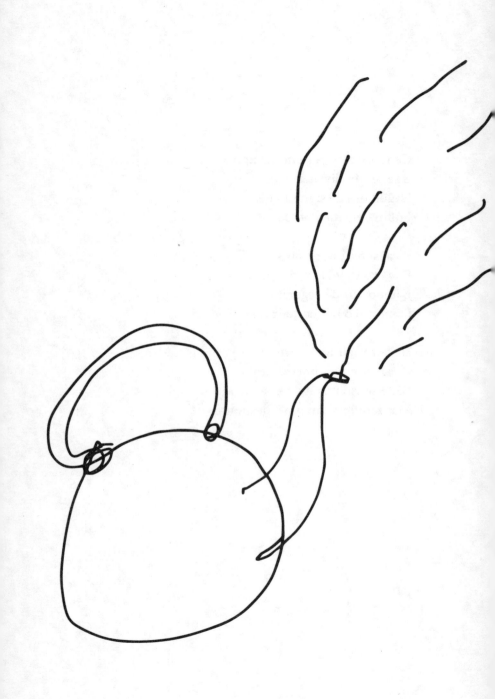

A menopausa. Ai, ai, ai, a menopausa. PQ&*%$##@! Só quem já teve fogacho sabe do que eu estou falando. Não, por mais que se tente, é absolutamente impossível entender o que realmente é um fogacho sem nunca ter passado por um.

Os portugueses se referem a esse fofinho como afrontamento. Sábios. Porque é MESMO uma afronta você ser colocada, sem aviso, em uma chaleira em ebulição. Não bastasse isso, é como se dissessem pra gente: "Fica um pouco fervendo aí que já, já passa".

O já, já demora pra cacete! É uma merda, não tem outra palavra no dicionário que descreva esse calor tão feminino... Rir de mim mesma me ajudou bastante e gerou cenas engraçadas que vão pipocar por aí pelas minhas histórias. É difícil? Muito. Mas é melhor rir do que chorar. Escrever também fez bem pra mim. Foi bom colocar em palavras tudo o que eu estava sentindo com o envelhecimento. Já é tão complicado ser mulher, em tantos aspectos... Aí vem a menopausa e te atropela como um trator de quinhentas toneladas. E os homens não vão passar por isso, por nada disso, o que me gera um ódio mortal. Custava ter, no mínimo, uma ardenciazinha no pau? É pedir demais? Isso tudo para dizer o que dizia aquela música: "Sempre rir, sempre rir / pra viver é melhor sempre rir...".

CHEGA DE DESAFORO

Repete comigo
A partir de hoje
Meu amigo
Eu não aguento mais desaforo

Nem falta de gentileza
Vou me afastar
E não é pouco
Do que me tira a leveza

Vou largar quem me deixa mal
E quem derruba minha autoestima
Eu agora digo tchau
Porque não sou mais uma menina

Sei bem o que eu sou e quero
Tenho muito respeito por mim
E não, eu não exagero
É assim que a angústia chega ao fim

É preciso autoamor
E um tanto de coragem
Pra se dar o devido valor
E extraviar a bagagem

Aquela que te botava pra baixo
Que gritava com você
Que te diminuía, te ofendia
Mas agora cê vai crescer

Quando você tiver força
Nada vai te segurar
Constrangida em segredo
Você nunca mais vai ficar

CELULITE DE ESTIMAÇÃO

Ah, a Fedegunda
Ela sempre esteve ali
Lateral direita da minha bunda
Quase um miniabacaxi

Quando jovem, me incomodava
Depois eu me acostumei
Já madura eu vi que era nada
E foi justo isso que eu amei

Como a gente valoriza
Uma coisa tão pequena
Que é praticamente invisível
Juro, me deu até pena

Passei anos lamentando
Me achando feia por causa dela
Logo ela, a Fedegunda
Celulite que sabe ser bela

Ela me ensinou a gostar de mim
Assim mesmo, do meu jeito
Ela faz parte do meu corpo
E o meu corpo é perfeito

Então eu fiz essa rima
Pra minha celulite de estimação
Que me faz sentir tão livre
Que virou o meu mozão

Celulite é gostosa em braille
É o que um grande amigo diz
Então agora, mulher, o que vale
É celebrar seu corpo e ser feliz

DONA DO SEU UMBIGO

Bunda, barriga, perna de fora
Não, eu não posso nada disso
Ah, você pode, sim, senhora

Mas eu tenho vergonha
O meu corpo mudou tanto
Minha coxa tá medonha
É todo dia que eu me espanto

A pele mudou de textura
O colágeno foi-se embora
Por que que a gente se tortura?
Não é sobre o lado de fora

É sobre o que vão pensar?
É sobre o que vão dizer?
Tem gente ruim no mundo
Mas o que tem a ver com você?

É dentro que mora a beleza
É a mente que produz a paz
Faz da idade uma fortaleza
O que dizem por aí não importa mais

Pensa aqui comigo
E tenta ver pelo lado bom
Cê agora é dona do seu umbigo
Virou um baita de um mulherão

Eu sei que o envelhecer
Requer um pouco de talento
Mas viva e se permita viver
Sem nenhum constrangimento

Faça do limão limonada
Entenda que o tempo não passou
Que ainda é longa a nossa estrada
Aliás, ela mal começou

PERDÃO

Certa vez eu ouvi por aí
Que só os bons pedem perdão
E não é que faz sentido?
É um dito coberto de razão

Porque pra se desculpar
Tem que estar disposto a se olhar
Se olhar de verdade, se entender
Pôr a mão na cabeça e reconhecer

Que, se ofendeu, foi sem querer
Que não era aquela a intenção
E então olhar fundo pra você
E se desculpar de coração

Mas a vida não é assim
Você sabe muito bem
Tem os narcisistas, tem os maus
E os dissimulados também

Alguns não querem admitir que erraram
Preferem se esconder, se vitimizar
Incompreendidos, nunca magoaram
Nem estão aqui pra se desculpar

De onde menos se espera
Daí que não sai nada mesmo
Foi o que disse o poeta
E ele acertou em cheio

NÃO

Tenho a ligeira impressão
De que há uma certa dificuldade
De se impor, de dizer não
E isso em qualquer idade

Às vezes tento entender
Fico matutando, irritada
Não sei exatamente o porquê
Então, que tal dar uma praticada?

Não te dei liberdade pra isso
Não terminei de falar
Não faça isso comigo
Eu não sou louca, vá se catar

Não pedi sua opinião
Sobre meu corpo nem minha cara
E sim, eu digo NÃO
Pra tudo que me rebaixa

Não me humilhe
Não me interrompa
Não é birra
Não é botar banca

Não, eu não sou mimada
Também não sou fragilzinha
Aliás o que eu sou mesmo
É complicada e perfeitinha

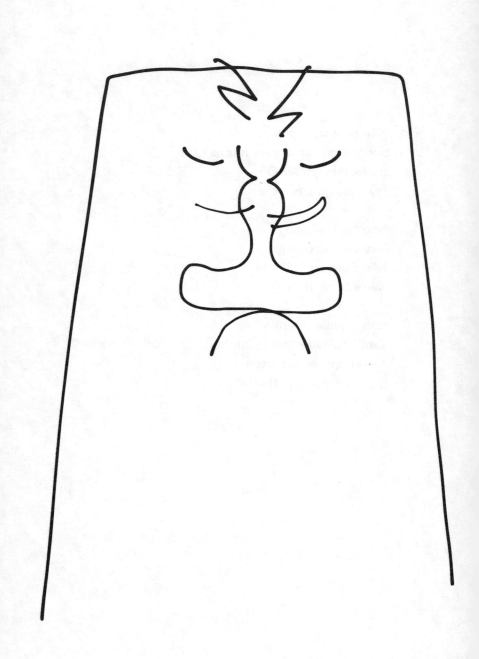

Certa vez li que o sorriso é, de fato, capaz de deixar a gente mais feliz. Segundo estudos científicos, mesmo quando o sorriso é forçado, ele passa para o cérebro a mensagem de que estamos felizes. Não é bonito? Isso quer dizer que, mesmo quando a gente está borocoxô, um sorriso forçado na frente do espelho pode ajudar, de verdade, a gente a melhorar. É praticamente um antidepressivo natural. Já deu um sorriso hoje?

A ELEGÂNCIA DO SORRISO

Eu tava pensando cá comigo
Quem inventou o salto alto
E a tal da mamografia
Tava de ovo virado, zero empatia

A idade traz sabedoria
Me fez descobrir o conforto
O gostar de andar na linha
Sem precisar fazer esforço

Sou do tênis, da rasteirinha
Não uso nada que me aperta
Mas quando eu era jovenzinha
Não tinha feito esta descoberta

De que o simples é mais bonito
E minha altura é perfeita pra mim
Elegante mesmo é o sorriso
E esse vai comigo até o fim

EX-VILÃO

Ah, o cabelo branco
Aquele antigo vilão
Causava tanto espanto
Agora tá aí, em profusão

É bonito de se ver
Isso que é ressignificar
Uma coisa que assustava
Agora veio, e pra ficar

Isso se chama libertação
Fazer o que se quer
Porque na nossa idade
É assim que é ser mulher

Independente e gostosa
Pintando o cabelo ou não
É pra ficar toda prosa
Pés bem fincados no chão

Simone de Beauvoir
Disse com muita propriedade
Que a questão feminina
Não é a felicidade

Mas sim a liberdade
E eu completo sem ter medo
Que seguindo a nossa verdade
A felicidade vem mais cedo

POCHETE

Eu sou do tempo da cobrança
Não nas redes, na vida real
Do tempo em que ter uma pança
Deixava a mulherada mal

Mas hoje tá a mesma coisa
Por mais que se diga que não
A mulher ainda sofre
Pra chegar à tal perfeição

Tem que ser sarada e bonita
Realizada e contente
Trabalhar, cuidar da casa
Ser poderosa, inteligente

Mas o homem, esse soberano
Fica charmoso com uma pancinha
Com bafo e cabelo branco
E até com pés de galinha

E eles não tão nem aí
Se têm uns quilinhos a mais
De longe dá pra sentir
Que estão bem, na maior paz

Celebremos nossas pochetes
Vamos parar de encolher a barriga
O corpo é seu. E é perfeito
Fala isso pra uma amiga!

É assim que tem que ser
Esquece mudar pra agradar
Só madura, você vai entender
Que o melhor tá pra começar

A VIDA DA GENTE

Você precisa se reinventar
Sair da zona de conforto
Ser a sua melhor versão
Pra essas frases eu olho torto

Até têm um tico de razão
Mas também geram uma pressão
Um desassossego, uma agonia
Um aperto no coração

Porque tem um bando de gente
Que fala muito de motivação
Veste a camisa da autoestima
Mas se sente numa prisão

A mulher que pensa em se reinventar
Receia sair do lugar
E estanca no caminho
Por isso começa a se culpar

Vamos sempre falar com cautela
Pensar em como o outro vai escutar
Todo mundo guarda segredos
Alguns bem difíceis de revelar

Aí você trava e chora
Se sente fraca e impotente
Como se só de grandes vitórias
Fosse feita a vida da gente

Eu sei que mudar dá medo
Um baita frio na barriga
Mas só você vai perceber
A hora de ser sua grande amiga

De se jogar mesmo com pavor
De bagunçar todo o coreto
De apostar na sua força
De ser o seu próprio amuleto

Cada um tem o seu tempo
Não se sinta pressionada
Só você sabe o peso
Do julgamento, de ser cobrada

Faça do seu jeito
Tudo tem a sua hora
Mas se trate com respeito
Nada precisa ser agora

O que cê precisa é saber
Que nunca é tarde pra mudar
Que ninguém tem nada com isso
Com seu momento de voar

CULPA

Ai, meu Deus
Eu dormi maquiada
Sossega, mulher
Vai acontecer nada

Já é muito rojão que a gente aguenta
Já é muito peso que a gente carrega
A sua pele não vai minar
Sério, pode relaxar

Não vai ser todo dia
Mas é ÓBVIO que não
Só manda a culpa pra lá
Quando ela brotar no coração

Se a gente for mais leve
E se levar menos a sério
Você vai ver que a vida segue
Linda e cheia de mistério

MUITO PRAZER

Prazer, sou sua ruguinha
Ruguinha, não! Felicidade!
Eu nasci dos seus sorrisos
E o sorriso não tem idade

Prazer, eu sou sua pança
Agora tudo vem pra cá
Eu não ligo pra cobrança
Meu negócio é o bem-estar

Prazer, sou o seu pé
E eu ando tão cansadinho
Sinal de quem bem caminhou
E pisou forte, não de fininho

Prazer, sou sua autoestima
Por que estou sempre tão pra baixo?
Porque crítica é como um ímã
E eu não sei ouvir, eu acho

Mas agora presta atenção
Vamos mudar essa parada
Acredite em você
Pra suavizar a caminhada

Deixa a autoestima crescer
Ser sua melhor companhia
É só você querer
Que transforma barulho em sinfonia

MENOPAUSA

É um calor dos infernos, do nada
Dura pouco, mas cê fica noiada
Juro, dez graus lá fora
E cê só quer ficar pelada

Na feira, na fila do pão
É uma chaleira em ebulição
Suor escorrendo pelas costas
Chega até a molhar o colchão

Aí é só: Ah, coitadinha, mas já?
Olha, sinceramente,
Por favor, vá se catar
Minha vida acabou de começar

Tô mais leve, menos ansiosa...
Mesmo com os hormônios berrando
Tô resplandecente
E muito gostosa

Prezo muito minhas rugas
E quase amo meus pés de galinha
Até porque não tem fuga
Quero é chegar no fim da linha

Mas falta muito pra isso
Até lá eu vou me esbaldar
É esse meu compromisso
Ser feliz até tudo acabar

É só uma fase
Seguimos em construção
Somos muitas em uma
E isso é uma espécie de bendição

Bora informar direitinho
Desmitificar o tal do fogacho
E aprender a rir dele
Com ou sem macho

Vamos berrar pro mundo
O que ele precisa ouvir com atenção
O feminino é sagrado e profundo
É sexto sentido e razão

A mulher de cinquenta ou mais
É igualzinha às mais novas
Só quer paz e respeito
Insulto é o que ela não aprova

Então, chega de medo
A menopausa vai chegar
Pra umas tarde, outras mais cedo
Mas cê não vai deixar de gozar

O sexo só melhora
Tô falando, pode crer
Isso é apenas mais um mito
Sobre o nosso lindo envelhecer

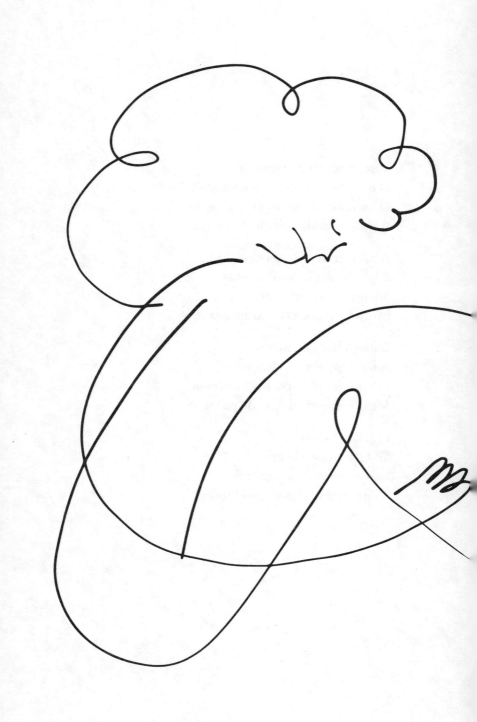

Quem nunca chorou no banheiro com uma amiga? Seja agarrada nela, ou na privada mesmo. Amiga é aquela que segura nossa mão – nos momentos bons e nos ruins –, te abraça quando percebe você preocupada, é aquela que fala com o olhar, aquela pra quem você liga de madrugada depois de uns chopes e ela não te xinga, aquela que torce por você, que sofre com você. Como disse muito bem dito o grande Mário Quintana: "A amizade é um amor que nunca morre".

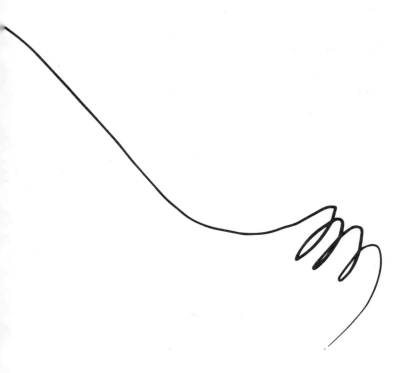

FEMINISTA

Tenho que contar uma coisa
Vem cá, deixa eu te falar
Sabia que eu sou feminista?
Deixa de show, não é pra se assustar

Vou tentar explicar
Talvez você também seja
Então, para de implicar
Senta e abre uma cerveja

Pensa aqui comigo
É bacana a desigualdade?
Não, não é, meu amigo
Então, me ouve de verdade

Não é nada de pelo no sovaco
Ou superioridade feminina
Só queremos direitos iguais
Seja você menino ou menina

Mulher ganhar menos que homem
É obviamente um absurdo
Mas ninguém quer falar disso
Fica todo mundo mudo

É claro como água
E é bem simples de entender
Mas é tanta polêmica que aparece
Que é fácil se perder

Nada contra os homens
Peloamor, longe de mim
Só não podem tirar vantagem
Pênis não é trampolim

Somos livres e abertas
Tá na dúvida? Chega aqui
A gente é boa de conversa
Não é pra julgar, é pra ouvir

O machismo é estrutural
E mudar isso não é brincadeira
Boa vontade é fundamental
Pra essa discussão não virar poeira

Que tal ser antimachista?
Já é um ótimo começo
Não fazer parte da lista
Que trata mulher com desprezo

PECADO

É só a mulher nascer
Que logo começa a cobrança
Tudo pode acontecer
Menos não ter criança

Porque chega a ser pecado
Não querer reproduzir
Mesmo que você não queira
É seu dever, o útero tá aí

Ai de você não querer ter barriga
Como assim não engravidar?
É o maior amor do mundo!
E o que é que vão pensar?

Os anos se passam
Mas quase nada muda
Não sou mãe há muito tempo
Mas o preconceito gruda

Por isso tem que falar
Tem que dizer que tudo bem
A mulher querer ser feliz
Mesmo sem ter neném

Sempre vão julgar
Dizer o que é certo ou não
Só não vá cair na armadilha
De contrariar seu coração

INGRATIDÃO

Pode estar aí bem do seu lado
Ou mesmo no meio da multidão
É aquele coitado vitimizado
O que sempre quer ter razão

Não valoriza o que você fez
Ele meio que apaga vocês
Ignora a força que você deu
Cada luz acesa no breu

Pra ele nada disso existiu
As portas? Ele que abriu
Gratidão? Só na *hashtag*
Com discurso raso, mas passa por leve

Ele nem fica sem jeito
De atropelar o tal do respeito
Vira a cara a quem lhe deu a mão
E jamais vai pedir perdão

Esquece, não liga não
Errado tá ele, não você
Não é pra ter ódio, mas compaixão
Tem gente que nunca vai aprender

A TAL DA SORORIDADE

É pra torcer, é pra apoiar
É quase um ilha particular
Pra colo, pra choro, pra bem-estar
Sempre presente pra te sustentar

É estar perto mesmo de longe
É bem-querer de cumplicidade
Então, ligou o nome à pessoa?
É, é a tal da sororidade

Confissões extremas, alma no chão
Levanta, menina, me dá sua mão
Eu tô aqui, não precisa pedir
Pra te acolher ou pra te aplaudir

Se precisar, vou puxar orelha
Ou te abraçar numa pandemia
Te defender com unhas e dentes
Porque é isso que é ser família

É dançar até de madrugada
E é ter crise de riso do nada
É ser escolta e um lugar
Um ninho pra sempre voltar

É chorar no banheiro do Baixo
Mas também rir de doer a barriga
Não é *post* bonito no Instagram
É amor sagrado, é amor de irmã

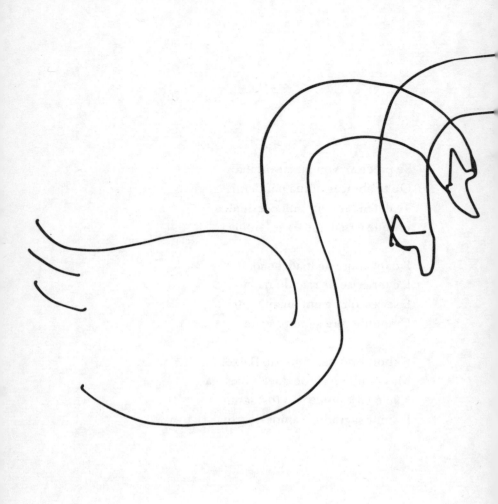

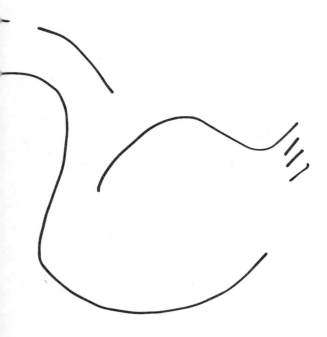

A mor sempre me inspira. Embora eu não me ache a mais romântica do mundo, me emociona o amor entre casais, amigos, família... Mas tem as separações, que tanto ensinam, tanto fazem crescer. Às vezes, o que a gente acha que vai ser sofrido vira alívio, o que a gente acha certo está na verdade bem errado. Perder o medo de romper é liberdade. Não estamos presos a ninguém para sempre.

AH, O AMOR...

Não tem idade pra amar
É verdade o que eu tô dizendo
É só você acreditar
E não tô falando de casamento

Tô falando é de amor
Sem medo e sem cobrança
Sem a urgência da juventude
O ser feliz que nem criança

O amor maduro é calmo
Não tem pressa nem aflição
Não tem jogo, não tem treta
Mas tem pegada e tem tesão

Ah, eu tô velha pra isso
Vamo parar de dizer essa frase
O amor é sempre um rebuliço
Em toda e qualquer idade

Eu com quarenta e cinco
Achei o amor da minha vida
E nem tava procurando
Eu tava era bem distraída

Paixão é coisa pra menina
Não é não, você vai ver
Vai que você vira a esquina
E vê o amor acontecer

Você nunca se amou tanto
Nem nunca foi tão segura
Então vai, aproveita
Que tal se abraçar com ternura?

O negócio é não ter medo
É receber e aceitar
O amor não tem segredo
Não tenha medo de se jogar

MEDO DE AMAR

O homem tem muito medo
Mas a mulher tem muito também
Recomeçar é sempre difícil
Inda mais quando a idade vem

A gente fica insegura
Ser madura né fácil, não
Às vezes, tudo que a gente quer
É andar de mãos dadas no calçadão

Mas aí vem aquele pavor
Aquele medo de dar errado
E a gente diz não pro amor
De um jeito bem despudorado

Não importa o tempo que dure
Tem é que ser feliz de verdade
Seja por um minuto
Seja por toda a eternidade

ERA ILUSÃO

Aquilo não era amor
Será que era cilada?
Era paixão arrebatadora
Parecia conto de fadas

A somatória de todos os clichês
A tradução do que é felicidade
Mas entre quatro paredes
Era outra realidade

Ofensas e invalidação
Ele só tirava o pior de você
Te botava pra baixo, desvalorizando
O mulherão que ele não sabia ler

E era sempre briga atrás de briga
As discussões mais idiotas
Cê jurava à melhor amiga
Acabou, a relação tá morta

Mas qualquer coisinha adianta
E você volta mais uma vez
Ainda quase pede desculpas
Pelo mal que ele te fez

Você perdoa, acredita
Ele tá outro, vai melhorar
E, iludida, nem cogita
Viver sem ele? Nem pensar

O tempo passa e só piora
A sua vida vira um inferno
Ah, mas quando é bom é tão bom...
Não importa, nada é eterno

Quando o tsunami passa
Você olha pra trás, enfim
E não vê a menor graça
Não era amor, era festim

Era sonho, era ilusão
História linda na sua cabeça
Inda com o filtro da paixão
Mas o desamor não compensa

Sem essa de agressão
Você sabe o que é abuso
Fala-se muito por aí
Fala-se muito sobre tudo

Entenda que não é fácil
E que você não tá sozinha
Tem muita, muita gente
Que já se sentiu uma formiguinha

Dizem que antes só
Do que mal acompanhada
Você merece o melhor
Deixa pra trás a fuleirada

Se ame, mulher
Cê merece amor e carinho
Nasceu pra ser feliz
Não pra ficar no cantinho

SEPARAÇÃO

Queria voar mas faltava coragem
Anos de relacionamento
De vínculo e cumplicidade
Então, nunca era o momento

É só uma crise, vai passar
Casamento é uma gangorra
Passava os dias a lamentar
Eu não quero que tudo morra

Mas já tava tudo no cemitério
Só ela não via, tadinha
Na verdade, evitava encarar
O seu medo de ficar sozinha

Sem ele é muito difícil
Como é que eu vou viver?
Meu Deus, que pavor que dá
De ficar na lama, de enlouquecer

Foram anos jogados fora?
Não! Deu certo enquanto durou
Sei que é bem dolorido, chora
Só não paralisa com a dor

A vida segue veloz no seu rumo
E o tempo não anda pra trás
Cê vai ver, é um alívio profundo
O coração quieto e a mente em paz

Morda sua história com vontade
Ela tá só (re)começando
Passado até dá saudade
Mas o presente é melhor, eu garanto

Entender que a vida é uma aventura
E que o futuro ninguém vê
É só o começo da cura
E ela taí, dentro de você

NADA É PRA SEMPRE

Nada é pra sempre
A gente não é
Por que insistir
Pra que tanta fé?

No que não é certo
No que te faz mal
Em troca de afeto
Cê não quebra o cristal

Mas tem anos a relação
É antiga, normal brigar
Ah, desculpa, normal não é não
Tenho um segredo pra te contar

Quando a treta é constante
E agride, humilha e machuca
É como se uma serpente
Subisse quente até sua nuca

Pra que insistir tanto assim?
É o pior de você
E o pior da pessoa
Pra que brincar nessa gangorra?

Pode ser filho ou namorado
Pode ser marido ou patrão
Pode ser alguém que tá aí do seu lado
E não quer te ver bem por alguma razão

Talvez nem a pessoa saiba
Isso não é problema seu
Cada um com sua história
Cada um com o próprio breu

É difícil de entender
E até mesmo detectar
Mas é incrível como faz sofrer
Porque é difícil de largar

Não se chama tóxico à toa
Faz mal e ainda vicia
Mas cê bebe no gargalo
E depois chora e depois confia

Que tudo vai mudar
Que vocês sempre vão se entender
Deixando bem pra lá
O seu amor por você

E quando rompe vem um alívio
Que você sequer previu
Aí subitamente um brilho
Te invade assim, bem sutil

E te mostra a vida sem peso
Sem o medo de errar
Constrangida em segredo
Você nunca mais vai ficar

A PONTE

Ele era o cara dela
Só que não era não
Era só o fim de uma era
De ostra e de solidão

Lindo, gostoso, novinho
Ela jurou: Nada a ver com amor
Só vou me divertir um cadinho
Mas aí ela se encantou

Menino de alma madura
Será que isso dá certo?
Vou tentar na cara dura
Se der ruim, depois conserto

Mas não é tão fácil assim
O coração prega cem mil peças
E aquele começo mansinho
Virou uma série de promessas

Ela acabou acreditando
Resolveu se permitir
Anos sem se sentir amada
Que é que tem?, me deixa curtir

Faz parte, esse é o jogo
O menino era só a ponte
Pra ela ser ela de novo

Então se agarrou com Freud
E, segura de si, decidiu
Melhor do que eu só eu
E, aí, vrau!, o demitiu

Mulher forte, ela abriu as asas
Voou pra bem longe da gaiola
Se despediu do novinho
Deu tchau e foi simbora

Olhou pra si e descobriu
Que agora livre e sem pudor
Estava finalmente pronta
Pra viver um grande amor

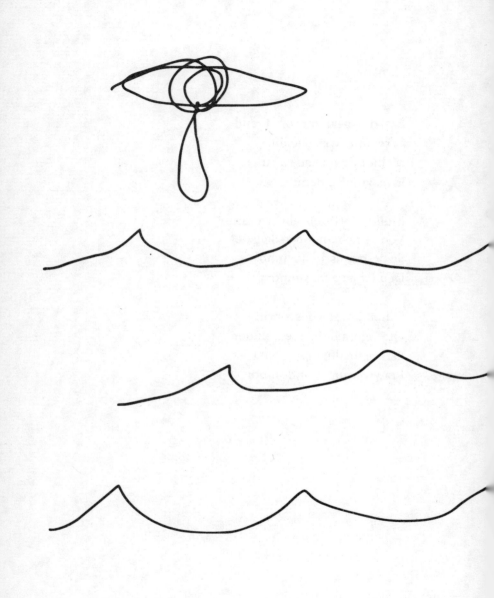

Sempre achei a morte uma tremenda sacanagem. Lembro direitinho... no chão gelado do quarto, indignada com a finitude, eu chorava baldes do alto dos meus oito anos, dramática como só as crianças de oito anos sabem ser. Foi uma das muitas crises existenciais que tive na época. Sim, sou intensa desde pequena.

Odiava com todas as minhas forças a ideia de morrer. Mal sabia eu que pior (muito pior) do que morrer é perder os nossos. Tremenda sacanagem mesmo é a gente ter que se despedir dos amores que criamos (ou encontramos, reencontramos, como queira) nesta existência – tão complexa, breve e urgente. Mas isso só entendi madura, ao sentir na pele a dor do adeus.

As perdas recentes e muito duras pelas quais passei (da minha avó-madrinha, que me criou, do meu pai e do meu amigo-irmão, Wiled) me ensinaram muito. Não deixar para amanhã o que a gente pode fazer hoje, por exemplo, é um dizer tão sábio, óbvio e clichê, que não entendo por que fazemos questão de ignorar, virou frase motivacional de rede social.

Depois de perder amores tão importantes, aprendi, finalmente, a dar prioridade a mim mesma, a me cuidar. Não há trabalho, casamento ou amizade que valha a nossa paz. Ligar o foda-se é imprescindível. É necessário. É mágico. Só há pouco percebi que, se a gente não ligar o foda-se, o mundo desliga a gente e aí... É a gente que se fode. Então, foda-se o que vão falar, foda-se se você preferiu ficar em casa a sextar com os amigos, foda-se a pressão, foda-se que é segunda-feira... FODA-SE. Experimente. É realmente libertador.

DA THÉLITI

Gargalhada certa
Língua afiada
Ironia esperta
Alma-chanchada

Era a alegria em pessoa
Uma grande sacanagem
A vida levar, tão à toa
Um cara todo coragem

Ele fazia e acontecia
Ele caía e levantava
Realidade na fantasia
Essa era sua pegada

O cafezim às seis
O pão de queijo, o francês
Com manteiga e com afeto
Como é ruim não ter você perto

Morreu tão de bobeira
Num dia que quero apagar
Meu amigo, Wiled Silveira
Obrigada por compartilhar

Sua cama macia comigo
O seu ombro mais amigo
A falta de jeito pra aconselhar
Mas sempre c'um abraço pra dar

Sorriso largo, todo felizão
Wiled era meu ursão
Foi dar risada no andar de cima
E mexer na orelha de outras meninas

FAZ RESPIRAR

Nunca pensei que eu fosse falar
Que a morte pode cair bem
Que a morte pode aliviar
Mesmo quem não acredita no além

Senti isso ao perder minha avó
Que foi mãe, madrinha e amiga
Ela pedia pra ir, dava dó
Era só dor, lamento e fadiga

Ela se foi dormindo, uma verdadeira bênção
Mas me deu a lição maior:
Quando o corpo vira prisão
Entendi que morrer é muito melhor

Acredite no que quiser
Energia, Deus, Buda, Alá
Seja qual for a sua fé
Existe a morte que faz respirar

O fim se torna um alívio
O que é bonito e libertador
A morte não assusta mais
E a vida volta a ter cor

Na compreensão do fim
A tristeza vai acontecer
Mas a lágrima vai ser leve
O fim pode surpreender

Com o passar do tempo
A dor vai virando saudade
E você vai se pegar rindo
Ao se lembrar de um ou outro detalhe

Da sua história com quem se foi
Do que o tempo não vai apagar
Vai perceber o quanto é importante
O aqui e o agora, o ser e o estar

Eu só quis passar adiante
Esse gesto da minha velhinha
De me ensinar algo tão gigante
Mesmo no fim. Eu te amo, Nininha

PIPA

Será que você me ouve, pai?
Não importa, vou falar mesmo assim
O vazio dói, viu? Como você vai?
Será que sente saudade de mim?

Cê não vai acreditar
Decidi abrir meu coração
Resolvi brincar de rimar
E não tô achando ruim, não

Vez em quando cago a métrica
Ainda bem que tem edição
Apesar disso, cê ia chorar
Não de tristeza, mas de emoção

Estou com a camisa do Fogão
Que eu peguei só pra dormir
Mas, confesso, não consegui
É muito grande a falta de ti

Meu aniversário foi outro dia
Mas você não me ligou
Tudo o que eu queria
Era você dizendo alô

Curte a vida, ela passa voando
Minha filha, sua felicidade é a minha
Era tão lindo você falando
Eu não me sentia tão sozinha

Você não viu *Pai em dobro*
O filme que eu fiz pra você
Com samba, amor e carnaval
Ia te orgulhar, dá até pra ver

Tô num trem indo pra Praga
Lembrando de você rindo
Como eu queria sua gargalhada
Bem pertinho, aqui comigo

Nunca soube lidar com a morte
Acho uma puta sacanagem
Me diz como eu vou ser forte
Sem te contar dessa viagem

Faz um brinde por mim
Essa frase é tão, tão sua
E claro, eu brindo sempre
Hoje brindei, olhando a Lua

Cê se lembra do gaúcho?
Ele me pediu em casamento
Respondi: Óbvio que sim
Você ensinou, a vida é um momento

Além de rimar, ando cozinhando
E vou tatuar uma pipa no braço
Por favor, não faz cara feia
É pra eternizar o seu abraço

Sigo aqui com o buraco no peito
Sei que a dor nunca vai passar
Mas levo a vida do meu jeito
Até o dia de te encontrar

Cuida de mim aí de cima
E eu prometo me proteger
Saiba que a sua menina
Acha um privilégio crescer

Meus amigos seguem por perto
Fica tranquilo com isso
Ah! Eu não paro de trabalhar
E ser feliz é meu compromisso

Quando chegar o Carnaval
Vou torcer pelo seu Salgueiro
E chorar, que não faz mal
Nem que seja no chuveiro

Você não combina com tristeza
Aliás, nunca combinou
E lutou com tanta braveza
Descanse em paz, meu amor

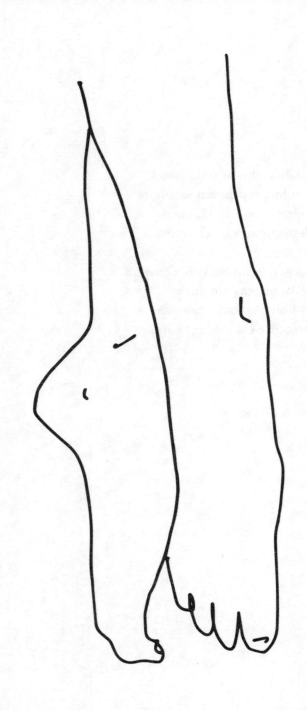

Deslizar de meia pela sala com música boa e microfone imaginário na mão é das melhores coisas da vida. Uma tacinha de vinho cai bem também. Esse prazer a gente só tem sozinha. Quando não tem ninguém do lado eu me permito passar um tempo pelada me olhando no espelho, amando cada centimetrozinho da minha pele. É sozinha que a gente aprende a ser, é sozinha que a gente consegue se amar de verdade.

FODA-SE QUE É SEGUNDA

Foda-se que é segunda
E cê tá de boa na praia
Você nunca faz isso
Tá tudo bem, não se distraia

Foda-se que é segunda
E você quer abrir um vinho
A vida é veloz, sem rumo
Então, se faz esse chameguinho

Foda-se que é segunda
E você não quer ir embora da festa
Quando vai ter outra assim?
Então, dance, é o que resta

Foda-se que é segunda
E daí o que vão dizer?
A sua história é só sua
Ninguém vive por você

Não deixa pra amanhã
Nem fica aí enrolando
Acelera e corre pra vida
Vai logo, ela tá passando

Cuide bem de você
Se presenteie com muito amor
Encontre a paz no equilíbrio
É isso que tem valor

Foda-se que é segunda
Ou mesmo terça ou quarta
Não tem dia, mês ou lua
Pra ser feliz não existe data

UM BEIJO E NADA MAIS

Aos quarenta não pode barriga de fora
Ah, queridos, pode sim
O *cropped* é meu, e é da hora
E eu visto o que eu tô a fim

Tô com quarenta e oito
Já, já faço cinquenta
Nessa idade pra que biscoito?
A autoestima só aumenta

A mulher madura gosta de ser o que é
Sua cara, seu jeito, sua paz
E pra quem vê nisso algum defeito
Eu mando um beijo e nada mais

CARTA AOS BOYS DAS MADURAS

Esta carta é pros maridos
E também pros namorados
Enfim, pra todo homem
Que tem um mulherão do lado

Que tá lá toda angustiada
Calor, insônia, pentelho branco
Se achando despreparada
Pra encarar tanto solavanco

Envelhecer não é fácil
Pra mulher inda é mais complicado
É pressão, estresse, é ruga
É demanda de todo lado

É aí que entra a parceria
A empatia e o alento
É na tristeza e na alegria
Que se faz um bom casamento

Não adianta rebater
Hormônio causa uma confusão
Seu trabalho é só acolher
E aquietar o furacão

Ela pode ficar esquecida
Irritada ou impaciente
Mas o que mais quer na vida
É aquele abraço que afaga a gente

É uma fase, vai passar
Mas é preciso compreensão
Não basta estar do lado
Precisa mesmo é dar a mão

Nunca no fogacho
Porque esquenta ainda mais
Eu sei, a mulher madura
Não tem um segundo de paz

É só mostrar que tá presente
Nos bons e nos maus momentos
Na ausência total de libido
Na celebração e no lamento

Seja um ombro amigo
Tente aguçar a escuta
E explique com um sorriso
Que está com ela nessa luta

Diz pra ela seguir em frente
Sem nunca olhar pra trás
E lembre-se de que eu te amo
Nunca, nunca é demais

ESCAPE

Que coisa engraçada que é o xixi
De repente não tá mais ali
Bem ali, onde devia estar
E do nada resolve vazar

É muita loucura isso
Que loucura que isso é
Uma tosse e o xixi saindo
Como é que se vive assim, mulher?

Porque você é nova
E livre e louca
Como é que se ignora
Essa trolha que não é pouca?

Mas digo que envelhecer rindo
Faz a gente bem mais feliz
No nosso lindo infinito
E ainda com fervo nos quadris

É uma falta de dignidade
Perder o controle da sua bexiga
E ainda lidar com tanta coisa
Como insônia, coceira e fadiga

Mas gargalhe de si mesma
Pense no lado engraçado
Cê tá madura e muito viva
Então, fique do seu lado

Que tem tratamento
Tem exercício
Não é sofrimento
É só um novo início

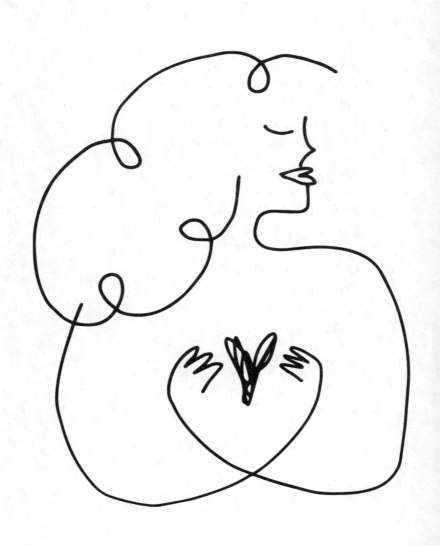

Só depois dos quarenta e cinco comecei a perceber o que a maturidade faz pela gente. Só então entendi, de verdade, quem eu queria do meu lado. É como se uma espécie de neblina sumisse de repente e a gente enxergasse as coisas com clareza pela primeira vez. É nesse momento da vida que encaramos com outros olhos uma relação antiga que ou não dá liga há muito tempo, ou leva você para um lugar que não é bacana. Antes, eu achava que casamento, amizade, emprego bom, tudo era para sempre. Agora, e só agora, eu sei que não é. É libertador. Por mais óbvio e clichê que seja, é muito bom saber que não tenho que aceitar nada que me faça minimamente mal em troca de amor, afeto, amizade. Nada vale nosso desassossego.

RAIZ

É a ausência de peso
Não fazer nada pra agradar
É não ter mais muito medo
De ser livre e se jogar

É se endeusar mais e mais
Se respeitar acima de tudo
Porque, afinal, viver em paz
É a melhor coisa do mundo

É cortar e não se arrepender
Porque fazia mal pra você
É o poder de dizer não
E seguir em paz com seu coração

A mulher de quarenta ou mais
Tem urgência de ser feliz
Então, resolve cortar o mal
Que tava ali, desde a raiz

É difícil e requer coragem
Mas pensa que é pro seu bem
Conta contigo nessa viagem
E com a verdade que você tem

RECADO

O cabelo cai
A pele perde o frescor
Aí você se distrai
E... tá madura, meu amor

A vida só vai melhorar
Do sexo ao sexto sentido
Do seu jeito de amar
Da qualidade do seu gemido

Muito tem se falado
Da mulher de quarenta mais
Do se descobrir todo dia
E ver o bem que você se faz

A maturidade é engraçada
Por vezes cruel, por vezes safada
Por vezes mar, por vezes vulcão
Ainda traz a paz de saber dizer não

Muito bom falar pras novinhas
Que não causa dor o envelhecer
Ele traz a tal da sabedoria
E muita vontade de viver

Ser madura é ter liberdade
É ver com mais calma a vida passar
É desfrutar o presente
É se permitir relaxar

É encarar as rugas de boa
Pois elas escrevem a nossa história
O tempo flana, não voa
E estar viva é uma espécie de glória

É viver de cara lavada
É ser feliz e mais nada
É se ver com mais carinho
Idolatrar cada minutinho

É hora de finalmente
Levar a vida que a gente quer
Seguindo sempre em frente
Do nosso jeito ou do jeito que der

JULGAM, SIM

Todo mundo julga
Tô falando sério
E sempre foi assim
Desde quando isso é mistério?

Permita-se ser julgada
Ou mesmo (mal)avaliada
Não é sobre você, eu juro
É só recalque da manada

Uma bunda exposta vira agressão
Dentes tortos ninguém suporta
Tente não buscar por validação
Porque é sua a opinião que importa

É você que tem que se amar
Se bajular, se orgulhar de quem é
O olhar alheio vai sempre existir
É só ignorar, tomando um café

Me chama de Poliana
Prefiro encarar a vida assim
Vendo o melhor em mim e no outro
Todos os dias, até o fim

TEMPO, TEMPO

Tem gente que a gente ama
Mas o tempo deixa diferente
Do nada acha a terra plana
Deixa de ser coerente

Pode ser amigo, pode ser parente
No passar dos anos muda tudo
Muda tudo, completamente

Gente importante na nossa vida
Veste outra alma, se transforma
Aquela pessoa tão querida
Não evolui, não melhora

O tempo é implacável
E faz da vida uma peneira
Mudar, claro, é saudável
Só não dá pra engolir cegueira

Aí a gente se afasta
E ninguém entende o porquê
É que às vezes tem que dar basta
Se preservar, pra parar de doer

Mãe, pai, amigo, irmão
Família é coisa séria, é união
Mas pode ferir com uma opinião
E às vezes não tem perdão

Sei que perdoar é lindo
E politicamente correto
Mas a vida flui muito melhor
Sem gente tóxica por perto

Não perdoo homofobia
Nem racismo e agressão
Não passo pano pra misoginia
Nem pra preconceito e exploração

Já enterrei muito abusador
No meu cemitério particular
Não vão mais me causar dor
Nunca foi tão leve respirar

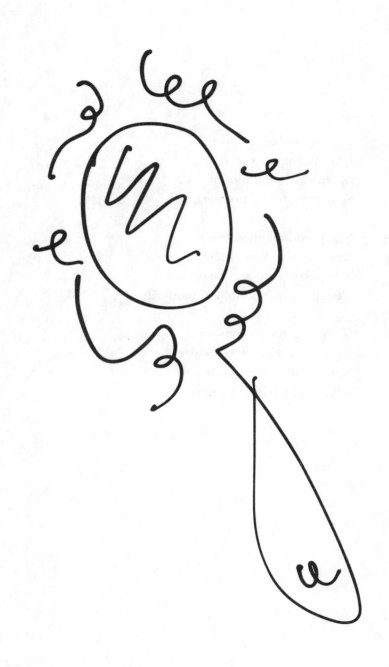

Não é fácil envelhecer, claro que não é. A gente se vê mais perto do fim. Mas pensa comigo... Todo mundo, a cada dia, está mais perto do fim. É assim que resolvi encarar meus cabelos brancos: com a sabedoria que só a idade traz. Posso até estar mais perto do fim (embora ainda falte muuuuuito tempo para chegar lá), mas com a saúde mental em dia, amigos por perto, coração quentinho, a paz que a maturidade dá e uma gana cada vez maior de morder o mundo. E é desse jeito que vou seguir. Feliz por cada pedrinha que me fez tropeçar, livre de culpas e até de alguns medos. Estou com Nelson, o Rodrigues (acho chique quem chama o Nelson de Nelson, e até quem chama o Falabella de Miguel, hehe), no conselho aos jovens: envelheçam. E acrescento: é bonito demais.

O ENVELHECER

Fogacho, calafrio
Nevoeiro cerebral
Coceira, insônia, fadiga
Atrofia vaginal

Ainda tem o ressecamento
Da pele, das mucosas
Queda de cabelo e inchaço
Lascou, é a menopausa

Mas, juro, tá tudo bem
Não é pra se apavorar
Com o tamanho desse trem
Que vem nos atropelar

Quanto mais a gente falar
Mais mulheres vai ajudar
Não esqueça, tem solução
Vamos todas juntas, em união

É só viver o que tá por vir
Com a leveza de um bebê
Sem desespero, só alegria
Tem que ser assim o envelhecer

Com amor-próprio e sororidade
Fogo nos olhos e vontade
Vamos ser feliz em qualquer idade
Agarrando a vida de verdade

Tão importante nossa união
Hoje, sempre e todo dia
Pra passar pelo furacão
Tentando manter a harmonia

E evitando reclamar
Vendo o copo sempre cheio
Tudo vai melhorar
O futuro não vai ser feio

A MELHOR COISA DO MUNDO

Você não emagrece mais dormindo
E o tal do viço já foi embora
Mas eu vou te contar um segredo:
A vida fica melhor agora

A pele dá uma caída
E nossa querida bunda também
Mas isso faz parte da vida
Agora é isso que a gente tem

Isso, e o saber escolher
O tesão intelectual
E a marra de viver
Longe de tudo que nos faz mal

Somos mulheres com história
Bagagem bonita de doer
A gente sabe que é pra dentro
Não pra fora, isso é viver

Comemore sua idade
Deguste cada segundo
Porque amadurecer
É a melhor coisa do mundo

QUE TAL NÃO RECLAMAR

1. Vai passar
Acredite, tudo passa
Pode, claro, demorar
Mas o ruim vai virar fumaça

2. O importante é ter fé
A vida vai melhorar
Com otimismo e afeto
Pode crer, a gente chega lá

3. O tempo voa, é verdade
Mas que tal não reclamar?
Aproveita a sua idade
Porque estar viva é pra celebrar

4. Você é demais
Por favor, acredita nisso
Valorize a sua paz
E não ligue tanto pros atritos

5. Se as vozes da sua cabeça
Disserem: Nossa, cê tá acabada
Nem ouse acreditar
Você é bem gata e desejada

É assim que de rima em rima
Vou vendo o copo sempre cheio
Não sou mais uma menina
Sou madura, vou sem freio

O colágeno foi embora
O peito deu aquela caída
Mas esse é o nosso agora
E tudo bem, a gente tá viva

E, na boa, quer saber?
Eu sou muito mais feliz
Só hoje eu consigo ver
Que sou mesmo a dona do meu nariz

Faço tudo o que quero
Sem pensar no que vão dizer
Quando falam, eu supero
É na leveza que é bom viver

FELICIDADE INEGOCIÁVEL

Um sorriso por dia
Às vezes é tudo o que precisa
Quem passou por você
Quase como uma brisa

Um sorriso por dia
Que seja, experimente
A gente não sabe a dor do outro
Às vezes a gente só pensa na gente

Um sorriso por dia
Ou dez, ou cem ou mil
Pode fazer diferença
Como a música do Gil

Um sorriso por dia
Às vezes é o suficiente
Pra transformar uma vida
Pra deixar o triste contente

Um sorriso por dia
Pode trazer felicidade
E ela é inegociável
Em toda e qualquer idade

AGRADECIMENTOS

Foram muitas as pessoas que ajudaram a transformar este livro em realidade. Meu muito obrigada a todos que, em algum momento, me fizeram acreditar em mim e seguir em frente.

À Adma Dias de Oliveira, a melhor manicure do mundo, por me inspirar e me ouvir antes de todos.

À Alice Mello, que embarcou comigo nas rimas me direcionando lindamente, como só os bons editores sabem fazer.

À Anninha Lima, que tanto me inspirou, tanto riu e tanto chorou ao ler minhas rimas. Talvez você não tenha noção do quanto me ajudou.

À Audible, por topar embarcar comigo nessa aventura poética que gerou um audiolivro e um livro.

Aos irmãos que a vida me deu: Duca (Eduarda Paternot) e Quitos (Marcos Manganelli), por todo o incentivo, amor e pitacos desde o comecinho.

À Leonora Monnerat, por ter acreditado em mim de cara, a ponto de lançar este livro tão, mas tão importante pra mim, pra minha carreira.

À Marcinha Martins, artista plástica e grande amiga, cuja obra *Foda-se que é segunda-feira*, pendurada na sala da minha casa, me inspirou a escrever uma das minhas rimas preferidas.

À Michelle Camargo, leitora que virou amiga e me ajudou muito a espalhar as rimas na internet. *Xófen*, né?

À Regina Abramoff, por tirar de mim os medos e angústias durante a escrita de algo que era totalmente novo pra mim.

Ao Renato Caminha, meu amor, por me incentivar desde o início dessa loucura, por me empurrar para o desconhecido, sempre de mãos dadas comigo.

À Rogéria Souza, minha fiel escudeira, pela doçura, apoio e olhos marejados a cada rima ouvida/lida com ouvidos e olhos tão atentos.

À Suzana Pires, que loucamente me chamava de Cecília Meireles a cada rima lida. Nunca vou esquecer a força que você deu para sua Borboleta Azul aqui.

À Tatiana Abrantes, por cada palavrão comemorativo dito com vontade depois de ler/ouvir minhas coisas. Sua empolgação genuína me fez continuar a brincar de rimar.

Às minhas amigas, as melhores do mundo, que inspiraram a rima sobre sororidade (e tantas outras): Ana Madalena Alvim, Ana Paula Araújo, Dadá Coelho, Duda Pereira, Jeane Terra, Leonor Seixas, Lúcia Caminha, Márcia Lins, Ramona Bakker. Eu AMO vocês, e não é pouco!

A todas as mulheres que me param na rua para dizer o quanto minhas palavras fazem bem para elas. A todas que escreveram para mim nas redes sociais, me fazendo acreditar que dava para bagunçar a zona de conforto e começar tudo de novo. Esse afeto foi fundamental para que eu seguisse em frente nessa viagem *mucho loca* que é rimar.

Este livro é para vocês.

Este livro foi impresso pela Lisgrafica, em 2024, para a HarperCollins Brasil. O papel do miolo é pólen bold 90 g/m², e o da capa é cartão 250 g/m².